中国药师协会患者教育委员会组织编写

# 皮肤病
## 患者用药手账

主　审　张耀华（中国药师协会）

　　　　李大魁（中国药师协会，北京协和医院）

总主编　朱　珠（北京协和医院）

　　　　张晓乐（北京大学第三医院）

主　编　杨新建（天津市中医药研究院附属医院）

　　　　李维云（天津市中医药研究院附属医院）

插　图　夏宇轩（浙江省人民医院）

　　　　王　琳（青岛大学附属医院）

U0212360

人民卫生出版社

**图书在版编目（CIP）数据**

患者用药手账 . 皮肤病 / 杨新建，李维云主编 . —
北京：人民卫生出版社，2020
ISBN 978-7-117-29896-4

Ⅰ. ①患… Ⅱ. ①杨… ②李… Ⅲ. ①皮肤病 – 用药
法 Ⅳ. ①R452②R751.05

中国版本图书馆 CIP 数据核字（2020）第 042729 号

| | | |
|---|---|---|
| 人卫智网 | www.ipmph.com | 医学教育、学术、考试、健康，购书智慧智能综合服务平台 |
| 人卫官网 | www.pmph.com | 人卫官方资讯发布平台 |

**患者用药手账—皮肤病**

主　　编：杨新建　李维云
出版发行：人民卫生出版社（中继线 010-59780011）
地　　址：北京市朝阳区潘家园南里 19 号
邮　　编：100021
E - mail：pmph @ pmph.com
购书热线：010-59787592　010-59787584　010-65264830
印　　刷：北京顶佳世纪印刷有限公司
经　　销：新华书店
开　　本：710×1000　1/16　印张：4
字　　数：81 千字
版　　次：2020 年 5 月第 1 版　2020 年 5 月第 1 版第 1 次印刷
标准书号：ISBN 978-7-117-29896-4
定　　价：26.00 元

打击盗版举报电话：010-59787491　E-mail：WQ @ pmph.com
质量问题联系电话：010-59787234　E-mail：zhiliang @ pmph.com

# 填写意义与填写指导

**填写意义:**

- 贯彻落实《中国防治慢性病中长期规划(2017—2025 年)》和《"健康中国 2030"规划纲要》文件精神,促进慢性病患者安全合理用药,提高慢性病患者规范管理率,减少用药风险与隐患。
- 为了保障医疗安全和用药安全,患者需要清楚了解所服用药品的名称、规格、用法用量,关注药物治疗期间的各种反应及医疗相关指标的变化。
- 遵从医嘱,按时按量用药,对于患者至关重要。清晰的患者用药目录、用法用量以及用药后反应记录,能够帮助医师了解患者的治疗进度和病情变化,也便于药师为患者梳理用药情况,讲解用药注意事项。

**填写指导:**

- 本手账应由您(患者本人)或您的家属填写;当您不清楚如何填写时,请咨询医师或药师。
- 用药前,请您认真阅读医师或药师给予的用药指导或特殊提示,并整理记录于本手账中。
- 建议您将处方粘贴于本手账后的"贴处方处",以备查。
- 在用药过程中,请您随时记录用药后的各种反应及用药相关问题,以便下次就诊时向医师或药师咨询。
- 请您妥善保管本手账,并在就诊、咨询或购药时携带和出示。

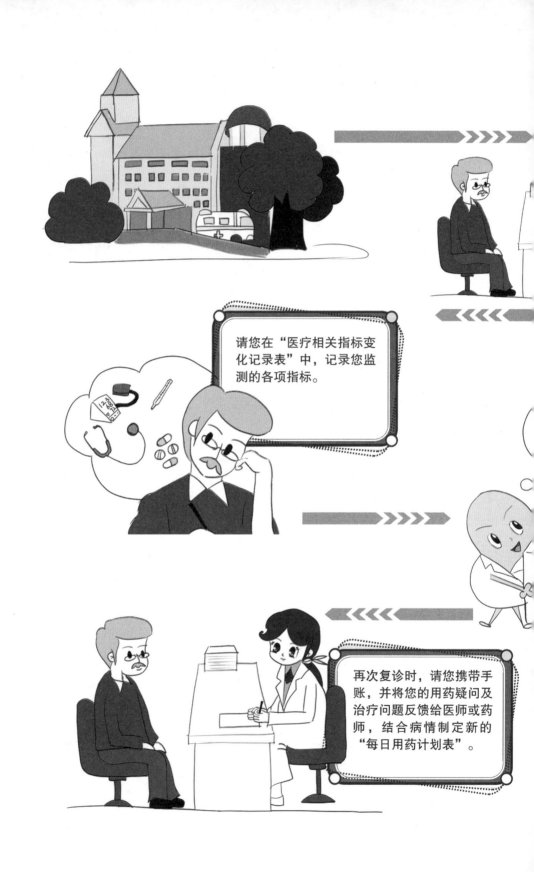

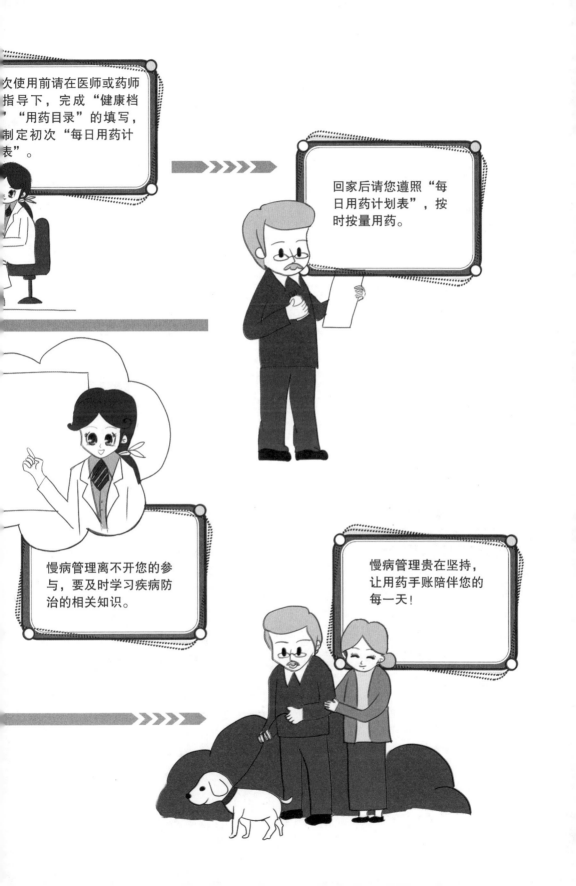

次使用前请在医师或药师指导下，完成"健康档案""用药目录"的填写，制定初次"每日用药计划表"。

回家后请您遵照"每日用药计划表"，按时按量用药。

慢病管理离不开您的参与，要及时学习疾病防治的相关知识。

慢病管理贵在坚持，让用药手账陪伴您的每一天！

# 健康档案

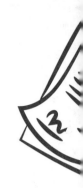

## 患者基本信息

姓名：_____ 性别：_____ 出生日期：_____

病历号：_____ 医疗付费方式：_____ 医疗保险号：_____

个人职业：_____ 教育程度：_____

家庭住址：_____

电子邮箱：_____

联系电话：单位_____ 家庭_____ 手机_____

## 患者诊疗相关信息

血型：□A □B □AB □O/□Rh:□阳性 □阴性

身高：_____cm 体重：_____kg

体重指数（BMI）：_____kg/m² 腰围：_____cm

注：

1) BMI 计算公式：BMI= 体重（kg）/ 身高²（m²）。

2) 腰围测量方法：保持直立，两脚分开 30~40cm，用一根没有弹性、最小刻度为 1mm 的软尺放在右侧腋中线髋骨上缘与第十二肋骨下缘连线的中点（通常是腰部的天然最窄部位），沿水平方向围绕腹部一周，紧贴而不压迫皮肤，在正常呼气末测量腰围的长度，读数准确至 1mm。

3) 记录 BMI 和腰围的意义：超重和肥胖是导致血压升高的重要原因之一，以腹部脂肪堆积为典型特征的中心性肥胖还会进一步增加高血压等心血管与代谢性疾病的风险，而衡量超重和肥胖最简便和常用的生理测量指标即为 BMI 和腰围。

- BMI 通常反映全身肥胖程度，成年人正常 BMI 为 18.5~23.9kg/m²。BMI 在 24.0~27.9kg/m² 为超重，提示需要控制体重；BMI≥28.0kg/m² 为肥胖，应减重。

- 腰围主要反映中心性肥胖程度，成年人正常腰围 <90/85cm（男 / 女）。如腰围≥90/85cm（男 / 女），提示需控制体重。

既往病史(□有　□无):　　　　　　　既往用药史(□有　□无):

- 心　脏 _____
- 肝　脏 _____
- 肾　脏 _____
- 消化道 _____
- 呼吸道 _____
- 过敏性 _____
- 其　他 _____

- _____
- _____
- _____
- _____
- _____
- _____
- _____

过敏史(□有　□无):　　　　　　　药物不良反应史(□有　□无):

- 药　物 _____
- 食　物 _____
- 其　他 _____

- _____
- _____
- _____

不良嗜好(□有　□无):　　　　　　家族病史(□有　□无):

- 吸烟史 _____
- 饮酒史 _____
- 其　他 _____

- _____
- _____
- _____

临床诊断:

_____

_____

_____

注:当您不清楚如何填写时,请咨询医师或药师协助填写。

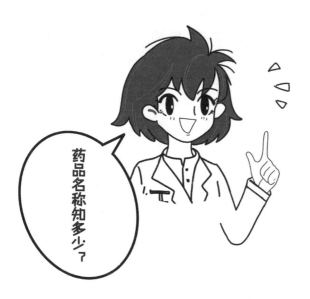

药品名称知多少？

药品,属于物质范畴,和人一样均有名称。在我国,药品名称有多种,常见如下。

- 通用名:是国家药典委员会按照一定原则制定的药品名称,是药品的法定名称,其特点是通用性。每种药品只能有一个通用名,如填写示例中的"阿维 A"。在药品包装上,通用名常显著标示,单字面积大于商品名的 2 倍,字体颜色使用黑色或白色。

- 商品名:指一家企业生产的区别于其他企业同一产品、经过注册的法定标志名称,其特点是专有性。商品名体现了药品生产企业的形象及其对商品名称的专属权,使用商品名须经国家主管部门批准,如填写示例中的"新体卡松"。药品包装上的商品名一般与通用名分行书写,其单字面积小于通用名的 1/2。

我国药品一药多名现象严重,同一通用名的药品常有多个商品名,在用药安全上存在隐患。服用多种药品前,请务必看清药品的通用名是否相同,以避免重复用药、过量用药甚至引发中毒。

## 用药目录

| 品通用名及剂型 | 药品商品名 | 药品规格 | 生产厂家 | 用药原因 |
|---|---|---|---|---|
| | | | | |
| | | | | |
| | | | | |
| | | | | |
| | | | | |
| | | | | |
| | | | | |
| | | | | |
| | | | | |
| | | | | |
| | | | | |
| | | | | |
| | | | | |
| | | | | |
| | | | | |
| | | | | |
| | | | | |
| | | | | |
| | | | | |
| | | | | |
| | | | | |
| 阿维 A 胶囊 | 新体卡松 | 10mg | PATHEON INC. | 银屑病 |

注:当您不清楚如何填写时,请咨询医师或药师协助填写。

## 用药目录

| 起始日期 | 结束日期 | 药品通用名及剂型 | 药品商品名 | 药品规格 |
|---|---|---|---|---|
|  |  |  |  |  |
|  |  |  |  |  |
|  |  |  |  |  |
|  |  |  |  |  |
|  |  |  |  |  |
|  |  |  |  |  |
|  |  |  |  |  |
|  |  |  |  |  |
|  |  |  |  |  |
|  |  |  |  |  |
|  |  |  |  |  |
|  |  |  |  |  |
|  |  |  |  |  |
|  |  |  |  |  |
|  |  |  |  |  |
|  |  |  |  |  |
|  |  |  |  |  |
|  |  |  |  |  |

填写示例

| 2020.1.1 | 2020.1.14 | 阿维 A 胶囊 | 新体卡松 | 10mg |

注:当您不清楚如何填写时,请咨询医师或药师协助填写。

| 产厂家 | 用药原因 |
|--------|----------|
|  |  |
|  |  |
|  |  |
|  |  |
|  |  |
|  |  |
|  |  |
|  |  |
|  |  |
|  |  |
|  |  |
|  |  |
|  |  |
|  |  |
|  |  |
|  |  |
|  |  |
|  |  |
|  |  |
| HEON INC. | 银屑病 |

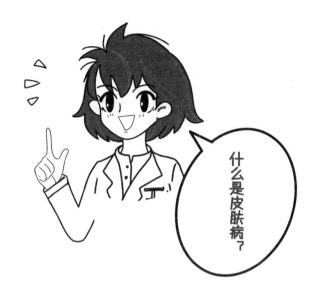

什么是皮肤病？

　　皮肤病是指发生于人体皮肤、黏膜及皮肤附属器官的疾病。皮肤作为人体的第一道生理防线和最大的器官，时刻参与着机体的功能活动，维持着机体和自然环境的对立统一，机体的任何异常情况都可能在皮肤表面反映出来。

皮肤病分类

- 真菌病：常见的有手足癣、体股癣及甲癣（灰指甲）。
- 细菌性皮肤病：常见的有丹毒。
- 病毒性皮肤病：常见的有水痘、扁平疣及疱疹。
- 节肢动物引起的皮肤病：常见的有疥疮。
- 性传播疾病：常见的有梅毒、淋病及尖锐湿疣。
- 过敏性或变态反应性皮肤病：常见的有接触性皮炎、湿疹、荨麻疹；药物反应如磺胺类、青霉素等过敏引起的皮肤病。
- 物理性皮肤病：常见的有晒斑、多型性日光疹及鸡眼。
- 神经功能障碍性皮肤病：常见的有瘙痒症、神经性皮炎。
- 红斑丘疹鳞屑性皮肤病：常见的有银屑病、单纯糠疹及玫瑰糠疹。
- 结缔组织疾病：常见的有红斑狼疮、硬皮病及皮肌炎。
- 大疱性皮肤病：常见的有天疱疹、大疱性类天疱疹及疱疹样天疱疮。
- 色素障碍性皮肤病：常见的有黄褐斑、白癜风。
- 皮脂、汗腺皮肤病：常见的有痤疮、酒渣鼻及臭汗症。

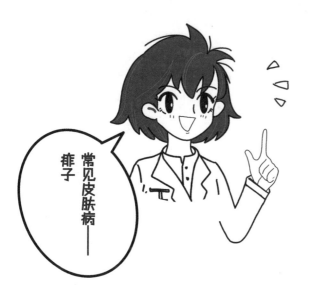

常见皮肤病——痱子

| 药品通用名及剂型 |
| --- |
| 例：阿维 A 胶囊 |
|  |
|  |
|  |
|  |
|  |
|  |
|  |
|  |
|  |
|  |
|  |
|  |
|  |
|  |
|  |
|  |
|  |
|  |
|  |
|  |
|  |
|  |

痱子是由于环境的气温高、湿度大，患者出汗过多，汗液不能及时蒸发，致使汗孔堵塞、汗液淤积所致。有的痱子表现为小米粒大小的浅表水疱，很容易蹭破，轻度脱屑而愈，多见于婴幼儿、孕妇，称为白痱；有的表现为分散的红色小丘疹，但与毛囊无关，称为红痱，多见于小儿；有的为小脓疱，称为脓痱。

防止痱子的发生应该注意室内环境的通风降温，避免环境过湿、温度过高；患者衣着应宽大，减少出汗且利于汗液蒸发，勤换衣服；尽量保持皮肤干燥，用干毛巾擦汗，肥胖者、婴幼儿及产妇应勤洗浴，但不能用冷水，揩干后扑痱子粉。治疗可用清凉、收敛止痒药物。若发生脓痱，应到医院就诊做综合治疗。

# 每日用药计划表　　　　　　___月___日~___月___日

| | 中午 | | | 晚上 | | | 睡前 | 备注 |
|---|---|---|---|---|---|---|---|---|
| 餐后 | 餐前 | 餐中 | 餐后 | 餐前 | 餐中 | 餐后 | | |
| | | 10mg | | | | | | |
| | | | | | | | | |
| | | | | | | | | |
| | | | | | | | | |
| | | | | | | | | |
| | | | | | | | | |
| | | | | | | | | |
| | | | | | | | | |
| | | | | | | | | |
| | | | | | | | | |
| | | | | | | | | |
| | | | | | | | | |
| | | | | | | | | |
| | | | | | | | | |
| | | | | | | | | |
| | | | | | | | | |
| | | | | | | | | |
| | | | | | | | | |
| | | | | | | | | |
| | | | | | | | | |
| | | | | | | | | |
| | | | | | | | | |
| | | | | | | | | |
| | | | | | | | | |
| | | | | | | | | |
| | | | | | | | | |

注:请在每一个用药时间记录用药剂量;若该时间不需服药,保持空白即可。

| ___月___日~___月___日 | | | | | | 每日用药计划表 | |
|---|---|---|---|---|---|---|---|
| 药品通用名<br>及剂型 | 早晨 | | | 中午 | | | |
| | 餐前 | 餐中 | 餐后 | 餐前 | 餐中 | 餐后 | 餐前 |
| 例:阿维 A 胶囊 | | | | | 10mg | | |
| | | | | | | | |
| | | | | | | | |
| | | | | | | | |
| | | | | | | | |
| | | | | | | | |
| | | | | | | | |
| | | | | | | | |
| | | | | | | | |
| | | | | | | | |
| | | | | | | | |
| | | | | | | | |
| | | | | | | | |
| | | | | | | | |
| | | | | | | | |
| | | | | | | | |
| | | | | | | | |
| | | | | | | | |
| | | | | | | | |
| | | | | | | | |
| | | | | | | | |

注:请在每一个用药时间记录用药剂量;若该时间不需服药,保持空白即可。

| | 睡前 | 备注 |
|---|---|---|
| | | |
| | | |
| | | |
| | | |
| | | |
| | | |
| | | |
| | | |
| | | |
| | | |
| | | |
| | | |
| | | |
| | | |
| | | |
| | | |
| | | |
| | | |
| | | |
| | | |
| | | |
| | | |
| | | |
| | | |
| | | |
| | | |

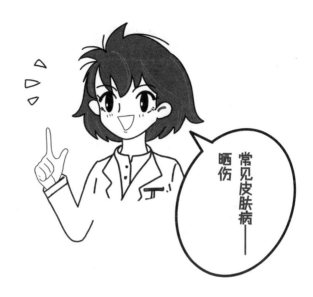

常见皮肤病——晒伤

晒伤是由突然过度日晒造成,表现为日晒后 3~6 小时于日晒部位出现红斑、严重时可形成水疱,有明显灼痛,可有全身不适。

预防晒伤首先应避免在强烈阳光下暴晒,应当循序渐进,逐步增加照射量。一般对症治疗即可,可外用保护剂,如各种润肤剂、炉甘石洗剂、皮质类固醇激素霜剂等。

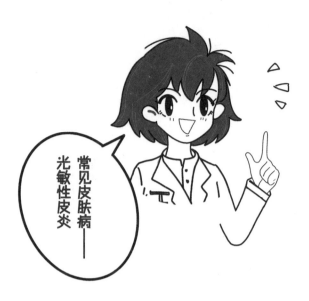

光敏性皮炎是对紫外线过敏所致,仅见于少数人,这些人通常在日晒后 1~2 天后发病,皮疹多发于面部、颈部及颈前"V"形区、手背和上肢,表现为小丘疹、小水疱、自觉瘙痒等,严重时非光照部位也可起皮疹,不疼痛,瘙痒明显,消失很慢。如不积极治疗,可形成慢性光敏性皮肤病。

因为此病发作与过敏体质有关,所以要注意防日光,每天上午 9 点到下午 5 点最好不外出,必须外出时做好遮挡和防晒措施,一旦发生皮疹,可外用含有激素的各种软膏或霜剂,也可咨询医师选择适合的口服类药物。

| 药品通用名及剂型 | |
|---|---|
| 例:阿维 A 胶囊 | |
| | |
| | |
| | |
| | |
| | |
| | |
| | |
| | |
| | |
| | |
| | |
| | |
| | |
| | |
| | |
| | |
| | |
| | |

# 每日用药计划表　　　　　　___月___日 ~ ___月___日

| 餐后 | 中午 | | | 晚上 | | | 睡前 | 备注 |
| | 餐前 | 餐中 | 餐后 | 餐前 | 餐中 | 餐后 | | |
|---|---|---|---|---|---|---|---|---|
| | | 10mg | | | | | | |
| | | | | | | | | |
| | | | | | | | | |
| | | | | | | | | |
| | | | | | | | | |
| | | | | | | | | |
| | | | | | | | | |
| | | | | | | | | |
| | | | | | | | | |
| | | | | | | | | |
| | | | | | | | | |
| | | | | | | | | |
| | | | | | | | | |
| | | | | | | | | |
| | | | | | | | | |
| | | | | | | | | |
| | | | | | | | | |
| | | | | | | | | |
| | | | | | | | | |
| | | | | | | | | |
| | | | | | | | | |
| | | | | | | | | |
| | | | | | | | | |
| | | | | | | | | |
| | | | | | | | | |
| | | | | | | | | |

注：请在每一个用药时间记录用药剂量；若该时间不需服药，保持空白即可。

___月___日~___月___日　　　　　　　　**每日用药计划表**

| 药品通用名及剂型 | 早晨 | | | 中午 | | | |
| --- | --- | --- | --- | --- | --- | --- | --- |
| | 餐前 | 餐中 | 餐后 | 餐前 | 餐中 | 餐后 | 餐前 |
| 例:阿维 A 胶囊 | | | | | 10mg | | |
| | | | | | | | |
| | | | | | | | |
| | | | | | | | |
| | | | | | | | |
| | | | | | | | |
| | | | | | | | |
| | | | | | | | |
| | | | | | | | |
| | | | | | | | |
| | | | | | | | |
| | | | | | | | |
| | | | | | | | |
| | | | | | | | |
| | | | | | | | |
| | | | | | | | |
| | | | | | | | |
| | | | | | | | |
| | | | | | | | |
| | | | | | | | |
| | | | | | | | |
| | | | | | | | |
| | | | | | | | |

注:请在每一个用药时间记录用药剂量;若该时间不需服药,保持空白即可。

| | 睡前 | 备注 |
|---|---|---|
| | | |
| | | |
| | | |
| | | |
| | | |
| | | |
| | | |
| | | |
| | | |
| | | |
| | | |
| | | |
| | | |
| | | |
| | | |
| | | |
| | | |
| | | |
| | | |

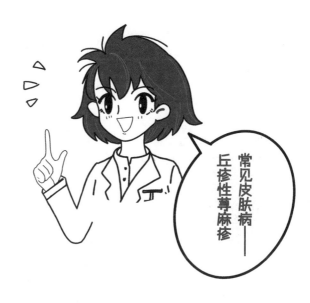

常见皮肤病——
丘疹性荨麻疹

本病与蚊虫叮咬有关,如臭虫、跳蚤、虱、螨、蚊等昆虫叮咬皮肤后注入唾液,诱发的过敏反应。皮疹为绿豆至花生米大小略带纺锤形的红色风团样损害,顶端常有小水疱,有的为半球形隆起的紧张性大水疱,皮疹多发于躯干、四肢,可成片或分散,瘙痒明显。

预防此病应尽量少到草丛、树荫下或潮湿、蚊虫多的地方,室内可熏蚊香,发生皮疹后可外用含有激素的各种软膏或霜剂,或选择适合的口服药物。但需注意,最好不要涂抹红花油等药物,否则可能会导致过敏,反而加重病情。

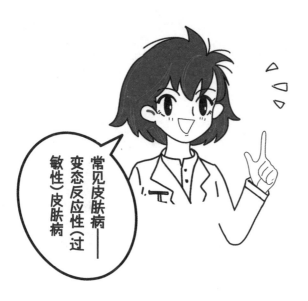

常见皮肤病——
变态反应性（过
敏性）皮肤病

由植物花粉及螨虫引起的过敏性疾病，使过敏体质者呼吸道、眼部和皮肤过敏的反应。主要表现为阵发性喷嚏、流清鼻涕和鼻塞、头痛、流泪，状如感冒；皮肤可出现局部或全身性荨麻疹、颜面再发性皮炎、瘙痒等症状。

防止过敏性皮肤病的发生，应尽量少吃高蛋白质、高热量的饮食，有过敏史的患者尽量少去花草树木茂盛的地方；外出郊游时要穿长袖衣裤、鞋袜，并带脱敏药物。若遇皮肤发痒、全身发热、咳嗽、气急时应迅速离开致敏地，如症状较轻，可口服脱敏药，一旦出现哮喘症状时应及时到医院诊治。

| 药品通用名及剂型 | |
|---|---|
| 例：阿维 A 胶囊 | |
| | |
| | |
| | |
| | |
| | |
| | |
| | |
| | |
| | |
| | |
| | |
| | |
| | |
| | |
| | |
| | |
| | |
| | |
| | |

# 每日用药计划表

___月___日~___月___日

| | 中午 | | | 晚上 | | | 睡前 | 备注 |
|---|---|---|---|---|---|---|---|---|
| 餐后 | 餐前 | 餐中 | 餐后 | 餐前 | 餐中 | 餐后 | | |
| | | 10mg | | | | | | |
| | | | | | | | | |
| | | | | | | | | |
| | | | | | | | | |
| | | | | | | | | |
| | | | | | | | | |
| | | | | | | | | |
| | | | | | | | | |
| | | | | | | | | |
| | | | | | | | | |
| | | | | | | | | |
| | | | | | | | | |
| | | | | | | | | |
| | | | | | | | | |
| | | | | | | | | |
| | | | | | | | | |
| | | | | | | | | |
| | | | | | | | | |
| | | | | | | | | |
| | | | | | | | | |
| | | | | | | | | |
| | | | | | | | | |
| | | | | | | | | |
| | | | | | | | | |

注:请在每一个用药时间记录用药剂量;若该时间不需服药,保持空白即可。

____月____日~____月____日 　　　　　　　　　　**每日用药计划表**

| 药品通用名<br>及剂型 | 早晨 | | | 中午 | | | 餐前 | |
| --- | --- | --- | --- | --- | --- | --- | --- | --- |
| | 餐前 | 餐中 | 餐后 | 餐前 | 餐中 | 餐后 | 餐前 | |
| 例:阿维 A 胶囊 | | | | | 10mg | | | |
| | | | | | | | | |
| | | | | | | | | |
| | | | | | | | | |
| | | | | | | | | |
| | | | | | | | | |
| | | | | | | | | |
| | | | | | | | | |
| | | | | | | | | |
| | | | | | | | | |
| | | | | | | | | |
| | | | | | | | | |
| | | | | | | | | |
| | | | | | | | | |
| | | | | | | | | |
| | | | | | | | | |
| | | | | | | | | |
| | | | | | | | | |
| | | | | | | | | |
| | | | | | | | | |

注:请在每一个用药时间记录用药剂量;若该时间不需服药,保持空白即可。

| | 睡前 | 备注 |
|---|---|---|
| | | |
| | | |
| | | |
| | | |
| | | |
| | | |
| | | |
| | | |
| | | |
| | | |
| | | |
| | | |
| | | |
| | | |
| | | |
| | | |
| | | |
| | | |
| | | |
| | | |
| | | |
| | | |
| | | |
| | | |

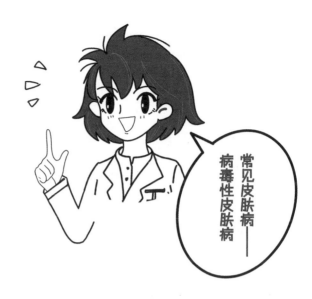

常见皮肤病——病毒性皮肤病

　　病毒性皮肤病有水痘、风疹等。水痘起病较急，有发热、倦怠、食欲减退等全身症状，儿童是水痘的高发人群。风疹是一种由风疹病毒引起的通过呼吸道传播的急性传染病，病毒进入人体后经过2~3周的潜伏期便出现症状。
　　防止病毒性皮肤病，要少去公共场所。如果儿童患了水痘，发热期在饮食上要清淡易消化，注意休息；还应保持皮肤的清洁卫生，皮肤瘙痒时，可涂些止痒药。预防风疹病毒的关键是减少与风疹患者的接触。

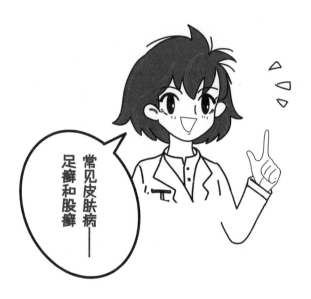

常见皮肤病——足癣和股癣

足癣和股癣是由真菌感染而引起的皮肤病，由于真菌喜好温暖和潮湿的环境，因此足癣和股癣常在夏季加重。足癣表现为足趾间脱皮、浸渍糜烂，或足侧缘出现多数水疱，可有瘙痒也可不痒，如不治疗，皮疹可逐渐向外扩大。股癣表现为大腿内侧、臀裂部的环状红斑脱屑，呈离心性扩大，周围常可见小丘疹，自觉瘙痒或疼痛。

无论是足癣还是股癣，都有一定传染性，因此，患者应避免同他人共用卫生用具如毛巾、拖鞋等，勤换鞋袜、内裤等。

| 药品通用名<br>及剂型 |
| --- |
| 例：阿维 A 胶囊 |
| |
| |
| |
| |
| |
| |
| |
| |
| |
| |
| |
| |
| |
| |
| |
| |
| |
| |
| |
| |

# 每日用药计划表

| | 中午 | | | 晚上 | | | 睡前 | 备注 |
|---|---|---|---|---|---|---|---|---|
| 餐后 | 餐前 | 餐中 | 餐后 | 餐前 | 餐中 | 餐后 | | |
| | | 10mg | | | | | | |
| | | | | | | | | |
| | | | | | | | | |
| | | | | | | | | |
| | | | | | | | | |
| | | | | | | | | |
| | | | | | | | | |
| | | | | | | | | |
| | | | | | | | | |
| | | | | | | | | |
| | | | | | | | | |
| | | | | | | | | |
| | | | | | | | | |
| | | | | | | | | |
| | | | | | | | | |
| | | | | | | | | |
| | | | | | | | | |
| | | | | | | | | |
| | | | | | | | | |
| | | | | | | | | |
| | | | | | | | | |
| | | | | | | | | |
| | | | | | | | | |

注:请在每一个用药时间记录用药剂量;若该时间不需服药,保持空白即可。

___月___日~ ___月___日 **每日用药计划表**

| 药品通用名及剂型 | 早晨 | | | 中午 | | | 明 | |
|---|---|---|---|---|---|---|---|---|
| | 餐前 | 餐中 | 餐后 | 餐前 | 餐中 | 餐后 | 餐前 | 餐 |
| 例:阿维 A 胶囊 | | | | | 10mg | | | |
| | | | | | | | | |
| | | | | | | | | |
| | | | | | | | | |
| | | | | | | | | |
| | | | | | | | | |
| | | | | | | | | |
| | | | | | | | | |
| | | | | | | | | |
| | | | | | | | | |
| | | | | | | | | |
| | | | | | | | | |
| | | | | | | | | |
| | | | | | | | | |
| | | | | | | | | |
| | | | | | | | | |
| | | | | | | | | |
| | | | | | | | | |
| | | | | | | | | |
| | | | | | | | | |

注:请在每一个用药时间记录用药剂量;若该时间不需服药,保持空白即可。

| 睡前 | 备注 |
|---|---|
| | |
| | |
| | |
| | |
| | |
| | |
| | |
| | |
| | |
| | |
| | |
| | |
| | |
| | |
| | |
| | |
| | |
| | |
| | |
| | |

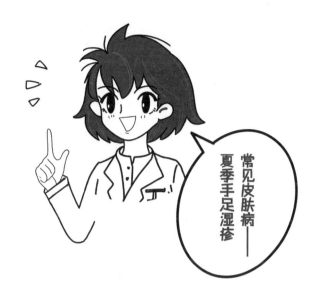

常见皮肤病——夏季手足湿疹

　　夏季,有些人的手和脚会因为汗腺发达而分泌很多汗液,特别是脚,如果长期穿不透气的鞋子,脚部闷热潮湿,就会脱皮、痒、长水疱,很多人误认为是脚气,其实是湿疹。

　　防治湿疹,局部要保持干燥,用复方醋酸地塞米松乳膏涂抹患处,一天 2~3 次。要穿透气的鞋子,如布底的布鞋。因为湿疹的症状和脚癣相近,所以治疗前要做一个真菌试验,判断到底是否属于真菌感染。

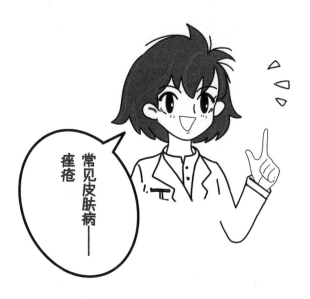

常见皮肤病——痤疮

| 药品通用名及剂型 | |
|---|---|
| 例: 阿维 A 胶囊 | |

痤疮是毛囊皮脂腺的慢性炎症,严重影响患者的生活质量,多发于青少年。主要临床表现是白头与黑头粉刺、丘疹、脓疱、结节与囊肿,个别患者甚至会形成凹陷或增生性瘢痕。

由于痤疮的发病机理较为复杂,性激素分泌及对皮脂腺的调控异常、皮脂腺角化异常、毛囊内微生物、炎症损害及免疫反应都是痤疮发病的重要环节,针对这些相应的环节进行调节,阻断发病因素,可以在一定程度上对痤疮的预防和治疗起到积极的作用。

# 每日用药计划表　　　　　　　　　　___月___日~___月___日

| | 中午 | | | 晚上 | | | 睡前 | 备注 |
|---|---|---|---|---|---|---|---|---|
| 餐后 | 餐前 | 餐中 | 餐后 | 餐前 | 餐中 | 餐后 | | |
| | | 10mg | | | | | | |
| | | | | | | | | |
| | | | | | | | | |
| | | | | | | | | |
| | | | | | | | | |
| | | | | | | | | |
| | | | | | | | | |
| | | | | | | | | |
| | | | | | | | | |
| | | | | | | | | |
| | | | | | | | | |
| | | | | | | | | |
| | | | | | | | | |
| | | | | | | | | |
| | | | | | | | | |
| | | | | | | | | |
| | | | | | | | | |
| | | | | | | | | |
| | | | | | | | | |
| | | | | | | | | |
| | | | | | | | | |

注:请在每一个用药时间记录用药剂量;若该时间不需服药,保持空白即可。

___月___日 ~ ___月___日　　　　　　　　　　　**每日用药计划表**

| 药品通用名<br>及剂型 | 早晨 | | | 中午 | | | | |
| --- | --- | --- | --- | --- | --- | --- | --- | --- |
| | 餐前 | 餐中 | 餐后 | 餐前 | 餐中 | 餐后 | 餐前 | 餐 |
| 例:阿维 A 胶囊 | | | | | 10mg | | | |
| | | | | | | | | |
| | | | | | | | | |
| | | | | | | | | |
| | | | | | | | | |
| | | | | | | | | |
| | | | | | | | | |
| | | | | | | | | |
| | | | | | | | | |
| | | | | | | | | |
| | | | | | | | | |
| | | | | | | | | |
| | | | | | | | | |
| | | | | | | | | |
| | | | | | | | | |
| | | | | | | | | |
| | | | | | | | | |
| | | | | | | | | |
| | | | | | | | | |

注:请在每一个用药时间记录用药剂量;若该时间不需服药,保持空白即可。

| | 睡前 | 备注 |
|---|---|---|
| | | |
| | | |
| | | |
| | | |
| | | |
| | | |
| | | |
| | | |
| | | |
| | | |
| | | |
| | | |
| | | |
| | | |
| | | |
| | | |
| | | |
| | | |
| | | |

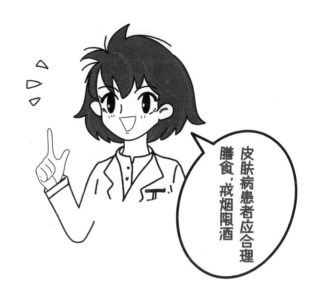

皮肤病患者应合理膳食，戒烟限酒

- 过敏体质的人,在饮食上最好不要食用鱼、虾、蟹、牛奶、蛋、酒、杨梅等食物。
- 湿疹反复发作的皮肤病患者,食用鱼、虾等腥味食物往往会加重病情,因此要忌食鱼、虾、蟹、茶、酒和辛辣的刺激性食物。
- 神经性皮炎患者,要避免食用辛辣或含有香料的刺激性食物,同时不能饮用酒、浓茶与咖啡等。
- 粉刺类皮肤病患者,不能多吃富含油脂的食物,酒类与糖果类食物也应少吃为佳。
- 患有炎症的皮肤病患者,应以淡食为主,减轻炎症的痒感,对罐头食品、咖啡、红茶、辣椒等刺激性食物应忌口。
- 一般的皮肤病患者,只要身体上有瘙痒症状,就不宜食用腌制品、咸肉、动物油、蚕豆、豌豆和竹笋等食物。

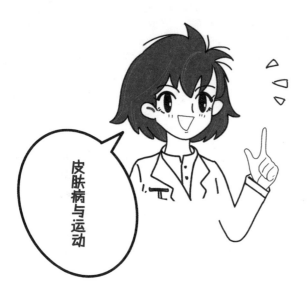

| 药品通用名<br>及剂型 | |
|---|---|
| 例:阿维 A 胶囊 | |
| | |
| | |
| | |
| | |
| | |
| | |
| | |
| | |
| | |
| | |
| | |
| | |
| | |
| | |
| | |
| | |
| | |
| | |

　　建议患者每周至少进行 3~5 次每次 30 分钟以上中等强度的有氧运动,最好坚持每天都运动。

　　有氧运动指快走、慢跑、骑自行车、跳秧歌舞、跳广播体操或有氧健身操、登山、登楼梯等运动。

中等强度

- 主观感觉:运动中心跳加快、微微出汗、自我感觉有点累。
- 客观表现:运动中呼吸频率加快、微微喘,可以与人交谈,但是不能唱歌。
- 步行速度:约 120 步 /min。
- 运动中的心率 = 170- 年龄。
- 在休息约 10 分钟内,锻炼所引起的呼吸频率增加应明显缓解,心率也恢复到接近正常。

# 每日用药计划表

| | 中午 | | | | 晚上 | | | 睡前 | 备注 |
|---|---|---|---|---|---|---|---|---|---|
| 餐后 | 餐前 | 餐中 | 餐后 | 餐前 | 餐中 | 餐后 | | | |
| | | 10mg | | | | | | | |
| | | | | | | | | | |
| | | | | | | | | | |
| | | | | | | | | | |
| | | | | | | | | | |
| | | | | | | | | | |
| | | | | | | | | | |
| | | | | | | | | | |
| | | | | | | | | | |
| | | | | | | | | | |
| | | | | | | | | | |
| | | | | | | | | | |
| | | | | | | | | | |
| | | | | | | | | | |
| | | | | | | | | | |
| | | | | | | | | | |
| | | | | | | | | | |
| | | | | | | | | | |
| | | | | | | | | | |
| | | | | | | | | | |
| | | | | | | | | | |
| | | | | | | | | | |
| | | | | | | | | | |
| | | | | | | | | | |
| | | | | | | | | | |
| | | | | | | | | | |
| | | | | | | | | | |

注:请在每一个用药时间记录用药剂量;若该时间不需服药,保持空白即可。

___月___日 ~ ___月___日　　　　　　　　**每日用药计划表**

| 药品通用名及剂型 | 早晨 | | | 中午 | | | |
|---|---|---|---|---|---|---|---|
| | 餐前 | 餐中 | 餐后 | 餐前 | 餐中 | 餐后 | 餐前 |
| 例:阿维 A 胶囊 | | | | | 10mg | | |
| | | | | | | | |
| | | | | | | | |
| | | | | | | | |
| | | | | | | | |
| | | | | | | | |
| | | | | | | | |
| | | | | | | | |
| | | | | | | | |
| | | | | | | | |
| | | | | | | | |
| | | | | | | | |
| | | | | | | | |
| | | | | | | | |
| | | | | | | | |
| | | | | | | | |
| | | | | | | | |
| | | | | | | | |
| | | | | | | | |
| | | | | | | | |
| | | | | | | | |
| | | | | | | | |
| | | | | | | | |

注:请在每一个用药时间记录用药剂量;若该时间不需服药,保持空白即可。

| 睡前 | 备注 |
|---|---|
| | |
| | |
| | |
| | |
| | |
| | |
| | |
| | |
| | |
| | |
| | |
| | |
| | |
| | |
| | |
| | |
| | |
| | |
| | |
| | |

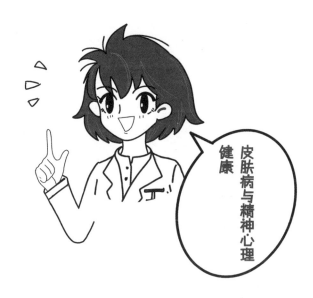

皮肤病与精神心理健康

　　紧张、焦虑等情绪可引起机体的应激反应甚至发生内分泌功能失调，促进血管壁或组织细胞释放缓激肽、组胺等介质，后者作用于靶组织引起一系列反应，如皮肤血管收缩、扩张，汗腺、皮脂腺分泌，立毛肌收缩甚至刺激角质形成和细胞增殖等，诱发或加重原有皮肤病。

　　对于慢性皮肤病患者而言，有效的社会心理干预不仅能够改善患者的心理问题，对于原发皮肤病也有很大的帮助。寻求医师提供相关技术及资源，更好地管理压力，预防皮肤病因精神压力而加重。

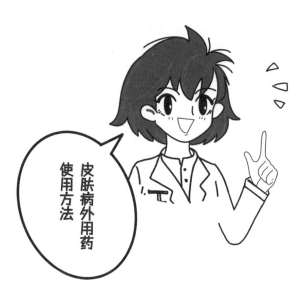

皮肤病外用药使用方法

| 药品通用名及剂型 | |
|---|---|
| 例：阿维 A 胶囊 | |
| | |
| | |
| | |
| | |
| | |
| | |
| | |
| | |
| | |
| | |
| | |
| | |
| | |
| | |
| | |
| | |
| | |
| | |
| | |
| | |
| | |

　　药膏涂抹的方法　涂抹药膏前，先用温水洗净双手和患处，毛巾轻轻蘸干皮肤，尽快（半分钟内）将药膏轻轻地均匀抹在患处，并轻轻按摩 2 分钟左右，使药膏被皮肤吸收完全，表面无明显的黏腻感为宜。有光敏性的药膏，一般每天晚上睡前用一次。药膏说明书都有涂抹次数，或遵医嘱。

　　药膏用量　一般情况，患者食指第一指节指腹（成人约 2.5~3cm）长度的药膏，大约可涂抹本人 2 个手掌大小的皮疹面积，相当于人体体表面积的 1%。对于特殊情况，比如皮损是否肥厚、药膏口径的粗细等，医师都会有医嘱明确告知。

# 每日用药计划表

| | 中午 | | | 晚上 | | | 睡前 | 备注 |
|---|---|---|---|---|---|---|---|---|
| 餐后 | 餐前 | 餐中 | 餐后 | 餐前 | 餐中 | 餐后 | | |
| | | 10mg | | | | | | |
| | | | | | | | | |
| | | | | | | | | |
| | | | | | | | | |
| | | | | | | | | |
| | | | | | | | | |
| | | | | | | | | |
| | | | | | | | | |
| | | | | | | | | |
| | | | | | | | | |
| | | | | | | | | |
| | | | | | | | | |
| | | | | | | | | |
| | | | | | | | | |
| | | | | | | | | |
| | | | | | | | | |
| | | | | | | | | |
| | | | | | | | | |
| | | | | | | | | |
| | | | | | | | | |
| | | | | | | | | |
| | | | | | | | | |
| | | | | | | | | |
| | | | | | | | | |
| | | | | | | | | |

注:请在每一个用药时间记录用药剂量;若该时间不需服药,保持空白即可。

# 医疗相关指标变化记录表 　　　　　　　___年___月

| 示例: | | 1 | 2 |
|---|---|---|---|
| 皮肤症状记录 | | 皮肤症状记录 | 皮肤症状记录 |
| 三餐食物记录 | | 三餐食物记录 | 三餐食物记录 |
| 锻炼 /min | 40 | 锻炼 /min | 锻炼 /min |
| 睡眠 /h | 8 | 睡眠 /h | 睡眠 /h |
| **6** | | **7** | **8** |
| 皮肤症状记录 | | 皮肤症状记录 | 皮肤症状记录 |
| 三餐食物记录 | | 三餐食物记录 | 三餐食物记录 |
| 锻炼 /min | | 锻炼 /min | 锻炼 /min |
| 睡眠 /h | | 睡眠 /h | 睡眠 /h |
| **12** | | **13** | **14** |
| 皮肤症状记录 | | 皮肤症状记录 | 皮肤症状记录 |
| 三餐食物记录 | | 三餐食物记录 | 三餐食物记录 |
| 锻炼 /min | | 锻炼 /min | 锻炼 /min |
| 睡眠 /h | | 睡眠 /h | 睡眠 /h |
| **18** | | **19** | **20** |
| 皮肤症状记录 | | 皮肤症状记录 | 皮肤症状记录 |
| 三餐食物记录 | | 三餐食物记录 | 三餐食物记录 |
| 锻炼 /min | | 锻炼 /min | 锻炼 /min |
| 睡眠 /h | | 睡眠 /h | 睡眠 /h |
| **24** | | **25** | **26** |
| 皮肤症状记录 | | 皮肤症状记录 | 皮肤症状记录 |
| 三餐食物记录 | | 三餐食物记录 | 三餐食物记录 |
| 锻炼 /min | | 锻炼 /min | 锻炼 /min |
| 睡眠 /h | | 睡眠 /h | 睡眠 /h |
| **30** | | **31** | |
| 皮肤症状记录 | | 皮肤症状记录 | |
| 三餐食物记录 | | 三餐食物记录 | |
| 锻炼 /min | | 锻炼 /min | |
| 睡眠 /h | | 睡眠 /h | |

| | 4 | 5 |
|---|---|---|
| 症状记录 | 皮肤症状记录 | 皮肤症状记录 |
| 食物记录 | 三餐食物记录 | 三餐食物记录 |
| /min | 锻炼 /min | 锻炼 /min |
| /h | 睡眠 /h | 睡眠 /h |
| | 10 | 11 |
| 症状记录 | 皮肤症状记录 | 皮肤症状记录 |
| 食物记录 | 三餐食物记录 | 三餐食物记录 |
| /min | 锻炼 /min | 锻炼 /min |
| /h | 睡眠 /h | 睡眠 /h |
| | 16 | 17 |
| 症状记录 | 皮肤症状记录 | 皮肤症状记录 |
| 食物记录 | 三餐食物记录 | 三餐食物记录 |
| /min | 锻炼 /min | 锻炼 /min |
| /h | 睡眠 /h | 睡眠 /h |
| | 22 | 23 |
| 症状记录 | 皮肤症状记录 | 皮肤症状记录 |
| 食物记录 | 三餐食物记录 | 三餐食物记录 |
| /min | 锻炼 /min | 锻炼 /min |
| /h | 睡眠 /h | 睡眠 /h |
| | 28 | 29 |
| 症状记录 | 皮肤症状记录 | 皮肤症状记录 |
| 食物记录 | 三餐食物记录 | 三餐食物记录 |
| /min | 锻炼 /min | 锻炼 /min |
| /h | 睡眠 /h | 睡眠 /h |

用药备注(请记录用药后的反应,有无不适,
有无想要咨询医师或药师的问题等)

# 医疗相关指标变化记录表　　　___年___月

| 示例： | 1 | 2 |
|---|---|---|
| 皮肤症状记录 | 皮肤症状记录 | 皮肤症状记录 |
| 三餐食物记录 | 三餐食物记录 | 三餐食物记录 |
| 锻炼 /min　　40 | 锻炼 /min | 锻炼 /min |
| 睡眠 /h　　　8 | 睡眠 /h | 睡眠 /h |
| **6** | **7** | **8** |
| 皮肤症状记录 | 皮肤症状记录 | 皮肤症状记录 |
| 三餐食物记录 | 三餐食物记录 | 三餐食物记录 |
| 锻炼 /min | 锻炼 /min | 锻炼 /min |
| 睡眠 /h | 睡眠 /h | 睡眠 /h |
| **12** | **13** | **14** |
| 皮肤症状记录 | 皮肤症状记录 | 皮肤症状记录 |
| 三餐食物记录 | 三餐食物记录 | 三餐食物记录 |
| 锻炼 /min | 锻炼 /min | 锻炼 /min |
| 睡眠 /h | 睡眠 /h | 睡眠 /h |
| **18** | **19** | **20** |
| 皮肤症状记录 | 皮肤症状记录 | 皮肤症状记录 |
| 三餐食物记录 | 三餐食物记录 | 三餐食物记录 |
| 锻炼 /min | 锻炼 /min | 锻炼 /min |
| 睡眠 /h | 睡眠 /h | 睡眠 /h |
| **24** | **25** | **26** |
| 皮肤症状记录 | 皮肤症状记录 | 皮肤症状记录 |
| 三餐食物记录 | 三餐食物记录 | 三餐食物记录 |
| 锻炼 /min | 锻炼 /min | 锻炼 /min |
| 睡眠 /h | 睡眠 /h | 睡眠 /h |
| **30** | **31** | |
| 皮肤症状记录 | 皮肤症状记录 | |
| 三餐食物记录 | 三餐食物记录 | |
| 锻炼 /min | 锻炼 /min | |
| 睡眠 /h | 睡眠 /h | |

| | 4 | 5 |
|---|---|---|
| 症状记录 | 皮肤症状记录 | 皮肤症状记录 |
| 食物记录 | 三餐食物记录 | 三餐食物记录 |
| /min | 锻炼 /min | 锻炼 /min |
| /h | 睡眠 /h | 睡眠 /h |
| | **10** | **11** |
| 症状记录 | 皮肤症状记录 | 皮肤症状记录 |
| 食物记录 | 三餐食物记录 | 三餐食物记录 |
| /min | 锻炼 /min | 锻炼 /min |
| /h | 睡眠 /h | 睡眠 /h |
| | **16** | **17** |
| 症状记录 | 皮肤症状记录 | 皮肤症状记录 |
| 食物记录 | 三餐食物记录 | 三餐食物记录 |
| /min | 锻炼 /min | 锻炼 /min |
| /h | 睡眠 /h | 睡眠 /h |
| | **22** | **23** |
| 症状记录 | 皮肤症状记录 | 皮肤症状记录 |
| 食物记录 | 三餐食物记录 | 三餐食物记录 |
| /min | 锻炼 /min | 锻炼 /min |
| /h | 睡眠 /h | 睡眠 /h |
| | **28** | **29** |
| 症状记录 | 皮肤症状记录 | 皮肤症状记录 |
| 食物记录 | 三餐食物记录 | 三餐食物记录 |
| /min | 锻炼 /min | 锻炼 /min |
| /h | 睡眠 /h | 睡眠 /h |

用药备注(请记录用药后的反应,有无不适, 有无想要咨询医师或药师的问题等)

## 医疗相关指标变化记录表 ___年 ___月

| 示例: | 1 | 2 |
|---|---|---|
| 皮肤症状记录 | 皮肤症状记录 | 皮肤症状记录 |
| 三餐食物记录 | 三餐食物记录 | 三餐食物记录 |
| 锻炼 /min　　　　40 | 锻炼 /min | 锻炼 /min |
| 睡眠 /h　　　　　8 | 睡眠 /h | 睡眠 /h |
| 6 | 7 | 8 |
| 皮肤症状记录 | 皮肤症状记录 | 皮肤症状记录 |
| 三餐食物记录 | 三餐食物记录 | 三餐食物记录 |
| 锻炼 /min | 锻炼 /min | 锻炼 /min |
| 睡眠 /h | 睡眠 /h | 睡眠 /h |
| 12 | 13 | 14 |
| 皮肤症状记录 | 皮肤症状记录 | 皮肤症状记录 |
| 三餐食物记录 | 三餐食物记录 | 三餐食物记录 |
| 锻炼 /min | 锻炼 /min | 锻炼 /min |
| 睡眠 /h | 睡眠 /h | 睡眠 /h |
| 18 | 19 | 20 |
| 皮肤症状记录 | 皮肤症状记录 | 皮肤症状记录 |
| 三餐食物记录 | 三餐食物记录 | 三餐食物记录 |
| 锻炼 /min | 锻炼 /min | 锻炼 /min |
| 睡眠 /h | 睡眠 /h | 睡眠 /h |
| 24 | 25 | 26 |
| 皮肤症状记录 | 皮肤症状记录 | 皮肤症状记录 |
| 三餐食物记录 | 三餐食物记录 | 三餐食物记录 |
| 锻炼 /min | 锻炼 /min | 锻炼 /min |
| 睡眠 /h | 睡眠 /h | 睡眠 /h |
| 30 | 31 | |
| 皮肤症状记录 | 皮肤症状记录 | |
| 三餐食物记录 | 三餐食物记录 | |
| 锻炼 /min | 锻炼 /min | |
| 睡眠 /h | 睡眠 /h | |

|  | 4 | 5 |
|---|---|---|
| 症状记录 | 皮肤症状记录 | 皮肤症状记录 |
| 食物记录 | 三餐食物记录 | 三餐食物记录 |
| /min | 锻炼 /min | 锻炼 /min |
| /h | 睡眠 /h | 睡眠 /h |
|  | 10 | 11 |
| 症状记录 | 皮肤症状记录 | 皮肤症状记录 |
| 食物记录 | 三餐食物记录 | 三餐食物记录 |
| /min | 锻炼 /min | 锻炼 /min |
| /h | 睡眠 /h | 睡眠 /h |
|  | 16 | 17 |
| 症状记录 | 皮肤症状记录 | 皮肤症状记录 |
| 食物记录 | 三餐食物记录 | 三餐食物记录 |
| /min | 锻炼 /min | 锻炼 /min |
| /h | 睡眠 /h | 睡眠 /h |
|  | 22 | 23 |
| 症状记录 | 皮肤症状记录 | 皮肤症状记录 |
| 食物记录 | 三餐食物记录 | 三餐食物记录 |
| /min | 锻炼 /min | 锻炼 /min |
| /h | 睡眠 /h | 睡眠 /h |
|  | 28 | 29 |
| 症状记录 | 皮肤症状记录 | 皮肤症状记录 |
| 食物记录 | 三餐食物记录 | 三餐食物记录 |
| /min | 锻炼 /min | 锻炼 /min |
| /h | 睡眠 /h | 睡眠 /h |

用药备注(请记录用药后的反应,有无不适,
有无想要咨询医师或药师的问题等)

# 医疗相关指标变化记录表

___年___月

| 示例： | 1 | 2 |
|---|---|---|
| 皮肤症状记录 | 皮肤症状记录 | 皮肤症状记录 |
| 三餐食物记录 | 三餐食物记录 | 三餐食物记录 |
| 锻炼 /min 40 | 锻炼 /min | 锻炼 /min |
| 睡眠 /h 8 | 睡眠 /h | 睡眠 /h |
| 6 | 7 | 8 |
| 皮肤症状记录 | 皮肤症状记录 | 皮肤症状记录 |
| 三餐食物记录 | 三餐食物记录 | 三餐食物记录 |
| 锻炼 /min | 锻炼 /min | 锻炼 /min |
| 睡眠 /h | 睡眠 /h | 睡眠 /h |
| 12 | 13 | 14 |
| 皮肤症状记录 | 皮肤症状记录 | 皮肤症状记录 |
| 三餐食物记录 | 三餐食物记录 | 三餐食物记录 |
| 锻炼 /min | 锻炼 /min | 锻炼 /min |
| 睡眠 /h | 睡眠 /h | 睡眠 /h |
| 18 | 19 | 20 |
| 皮肤症状记录 | 皮肤症状记录 | 皮肤症状记录 |
| 三餐食物记录 | 三餐食物记录 | 三餐食物记录 |
| 锻炼 /min | 锻炼 /min | 锻炼 /min |
| 睡眠 /h | 睡眠 /h | 睡眠 /h |
| 24 | 25 | 26 |
| 皮肤症状记录 | 皮肤症状记录 | 皮肤症状记录 |
| 三餐食物记录 | 三餐食物记录 | 三餐食物记录 |
| 锻炼 /min | 锻炼 /min | 锻炼 /min |
| 睡眠 /h | 睡眠 /h | 睡眠 /h |
| 30 | 31 | |
| 皮肤症状记录 | 皮肤症状记录 | |
| 三餐食物记录 | 三餐食物记录 | |
| 锻炼 /min | 锻炼 /min | |
| 睡眠 /h | 睡眠 /h | |

| | 4 | 5 |
|---|---|---|
| 症状记录 | 皮肤症状记录 | 皮肤症状记录 |
| 食物记录 | 三餐食物记录 | 三餐食物记录 |
| /min | 锻炼 /min | 锻炼 /min |
| /h | 睡眠 /h | 睡眠 /h |
| | 10 | 11 |
| 症状记录 | 皮肤症状记录 | 皮肤症状记录 |
| 食物记录 | 三餐食物记录 | 三餐食物记录 |
| /min | 锻炼 /min | 锻炼 /min |
| /h | 睡眠 /h | 睡眠 /h |
| | 16 | 17 |
| 症状记录 | 皮肤症状记录 | 皮肤症状记录 |
| 食物记录 | 三餐食物记录 | 三餐食物记录 |
| /min | 锻炼 /min | 锻炼 /min |
| /h | 睡眠 /h | 睡眠 /h |
| | 22 | 23 |
| 症状记录 | 皮肤症状记录 | 皮肤症状记录 |
| 食物记录 | 三餐食物记录 | 三餐食物记录 |
| /min | 锻炼 /min | 锻炼 /min |
| /h | 睡眠 /h | 睡眠 /h |
| | 28 | 29 |
| 症状记录 | 皮肤症状记录 | 皮肤症状记录 |
| 食物记录 | 三餐食物记录 | 三餐食物记录 |
| /min | 锻炼 /min | 锻炼 /min |
| /h | 睡眠 /h | 睡眠 /h |

用药备注(请记录用药后的反应,有无不适,
有无想要咨询医师或药师的问题等)

## 医疗相关指标变化记录表 　　　＿＿＿年＿＿＿月

| 示例： | 1 | 2 |
|---|---|---|
| 皮肤症状记录 | 皮肤症状记录 | 皮肤症状记录 |
| 三餐食物记录 | 三餐食物记录 | 三餐食物记录 |
| 锻炼 /min ⠀⠀⠀⠀⠀⠀40 | 锻炼 /min | 锻炼 /min |
| 睡眠 /h ⠀⠀⠀⠀⠀⠀8 | 睡眠 /h | 睡眠 /h |
| 6 | 7 | 8 |
| 皮肤症状记录 | 皮肤症状记录 | 皮肤症状记录 |
| 三餐食物记录 | 三餐食物记录 | 三餐食物记录 |
| 锻炼 /min | 锻炼 /min | 锻炼 /min |
| 睡眠 /h | 睡眠 /h | 睡眠 /h |
| 12 | 13 | 14 |
| 皮肤症状记录 | 皮肤症状记录 | 皮肤症状记录 |
| 三餐食物记录 | 三餐食物记录 | 三餐食物记录 |
| 锻炼 /min | 锻炼 /min | 锻炼 /min |
| 睡眠 /h | 睡眠 /h | 睡眠 /h |
| 18 | 19 | 20 |
| 皮肤症状记录 | 皮肤症状记录 | 皮肤症状记录 |
| 三餐食物记录 | 三餐食物记录 | 三餐食物记录 |
| 锻炼 /min | 锻炼 /min | 锻炼 /min |
| 睡眠 /h | 睡眠 /h | 睡眠 /h |
| 24 | 25 | 26 |
| 皮肤症状记录 | 皮肤症状记录 | 皮肤症状记录 |
| 三餐食物记录 | 三餐食物记录 | 三餐食物记录 |
| 锻炼 /min | 锻炼 /min | 锻炼 /min |
| 睡眠 /h | 睡眠 /h | 睡眠 /h |
| 30 | 31 | |
| 皮肤症状记录 | 皮肤症状记录 | |
| 三餐食物记录 | 三餐食物记录 | |
| 锻炼 /min | 锻炼 /min | |
| 睡眠 /h | 睡眠 /h | |

| | 4 | 5 |
|---|---|---|
| 症状记录 | 皮肤症状记录 | 皮肤症状记录 |
| 食物记录 | 三餐食物记录 | 三餐食物记录 |
| /min | 锻炼 /min | 锻炼 /min |
| /h | 睡眠 /h | 睡眠 /h |
| | 10 | 11 |
| 症状记录 | 皮肤症状记录 | 皮肤症状记录 |
| 食物记录 | 三餐食物记录 | 三餐食物记录 |
| /min | 锻炼 /min | 锻炼 /min |
| /h | 睡眠 /h | 睡眠 /h |
| | 16 | 17 |
| 症状记录 | 皮肤症状记录 | 皮肤症状记录 |
| 食物记录 | 三餐食物记录 | 三餐食物记录 |
| /min | 锻炼 /min | 锻炼 /min |
| /h | 睡眠 /h | 睡眠 /h |
| | 22 | 23 |
| 症状记录 | 皮肤症状记录 | 皮肤症状记录 |
| 食物记录 | 三餐食物记录 | 三餐食物记录 |
| /min | 锻炼 /min | 锻炼 /min |
| /h | 睡眠 /h | 睡眠 /h |
| | 28 | 29 |
| 症状记录 | 皮肤症状记录 | 皮肤症状记录 |
| 食物记录 | 三餐食物记录 | 三餐食物记录 |
| /min | 锻炼 /min | 锻炼 /min |
| /h | 睡眠 /h | 睡眠 /h |

用药备注(请记录用药后的反应,有无不适,有无想要咨询医师或药师的问题等)

# 医疗相关指标变化记录表 ___年___月

| 示例： | 1 | 2 |
|---|---|---|
| 皮肤症状记录 | 皮肤症状记录 | 皮肤症状记录 |
| 三餐食物记录 | 三餐食物记录 | 三餐食物记录 |
| 锻炼 /min　　40 | 锻炼 /min | 锻炼 /min |
| 睡眠 /h　　8 | 睡眠 /h | 睡眠 /h |
| **6** | **7** | **8** |
| 皮肤症状记录 | 皮肤症状记录 | 皮肤症状记录 |
| 三餐食物记录 | 三餐食物记录 | 三餐食物记录 |
| 锻炼 /min | 锻炼 /min | 锻炼 /min |
| 睡眠 /h | 睡眠 /h | 睡眠 /h |
| **12** | **13** | **14** |
| 皮肤症状记录 | 皮肤症状记录 | 皮肤症状记录 |
| 三餐食物记录 | 三餐食物记录 | 三餐食物记录 |
| 锻炼 /min | 锻炼 /min | 锻炼 /min |
| 睡眠 /h | 睡眠 /h | 睡眠 /h |
| **18** | **19** | **20** |
| 皮肤症状记录 | 皮肤症状记录 | 皮肤症状记录 |
| 三餐食物记录 | 三餐食物记录 | 三餐食物记录 |
| 锻炼 /min | 锻炼 /min | 锻炼 /min |
| 睡眠 /h | 睡眠 /h | 睡眠 /h |
| **24** | **25** | **26** |
| 皮肤症状记录 | 皮肤症状记录 | 皮肤症状记录 |
| 三餐食物记录 | 三餐食物记录 | 三餐食物记录 |
| 锻炼 /min | 锻炼 /min | 锻炼 /min |
| 睡眠 /h | 睡眠 /h | 睡眠 /h |
| **30** | **31** | |
| 皮肤症状记录 | 皮肤症状记录 | |
| 三餐食物记录 | 三餐食物记录 | |
| 锻炼 /min | 锻炼 /min | |
| 睡眠 /h | 睡眠 /h | |

| | 4 | 5 |
|---|---|---|
| 症状记录 | 皮肤症状记录 | 皮肤症状记录 |
| 食物记录 | 三餐食物记录 | 三餐食物记录 |
| /min | 锻炼 /min | 锻炼 /min |
| /h | 睡眠 /h | 睡眠 /h |
| | **10** | **11** |
| 症状记录 | 皮肤症状记录 | 皮肤症状记录 |
| 食物记录 | 三餐食物记录 | 三餐食物记录 |
| /min | 锻炼 /min | 锻炼 /min |
| /h | 睡眠 /h | 睡眠 /h |
| | **16** | **17** |
| 症状记录 | 皮肤症状记录 | 皮肤症状记录 |
| 食物记录 | 三餐食物记录 | 三餐食物记录 |
| /min | 锻炼 /min | 锻炼 /min |
| /h | 睡眠 /h | 睡眠 /h |
| | **22** | **23** |
| 症状记录 | 皮肤症状记录 | 皮肤症状记录 |
| 食物记录 | 三餐食物记录 | 三餐食物记录 |
| /min | 锻炼 /min | 锻炼 /min |
| /h | 睡眠 /h | 睡眠 /h |
| | **28** | **29** |
| 症状记录 | 皮肤症状记录 | 皮肤症状记录 |
| 食物记录 | 三餐食物记录 | 三餐食物记录 |
| /min | 锻炼 /min | 锻炼 /min |
| /h | 睡眠 /h | 睡眠 /h |

用药备注(请记录用药后的反应,有无不适,有无想要咨询医师或药师的问题等)

# 医疗相关指标变化记录表　　　___年___月

| 示例： | 1 | 2 |
|---|---|---|
| 皮肤症状记录 | 皮肤症状记录 | 皮肤症状记录 |
| 三餐食物记录 | 三餐食物记录 | 三餐食物记录 |
| 锻炼 /min　　　40 | 锻炼 /min | 锻炼 /min |
| 睡眠 /h　　　8 | 睡眠 /h | 睡眠 /h |
| 6 | 7 | 8 |
| 皮肤症状记录 | 皮肤症状记录 | 皮肤症状记录 |
| 三餐食物记录 | 三餐食物记录 | 三餐食物记录 |
| 锻炼 /min | 锻炼 /min | 锻炼 /min |
| 睡眠 /h | 睡眠 /h | 睡眠 /h |
| 12 | 13 | 14 |
| 皮肤症状记录 | 皮肤症状记录 | 皮肤症状记录 |
| 三餐食物记录 | 三餐食物记录 | 三餐食物记录 |
| 锻炼 /min | 锻炼 /min | 锻炼 /min |
| 睡眠 /h | 睡眠 /h | 睡眠 /h |
| 18 | 19 | 20 |
| 皮肤症状记录 | 皮肤症状记录 | 皮肤症状记录 |
| 三餐食物记录 | 三餐食物记录 | 三餐食物记录 |
| 锻炼 /min | 锻炼 /min | 锻炼 /min |
| 睡眠 /h | 睡眠 /h | 睡眠 /h |
| 24 | 25 | 26 |
| 皮肤症状记录 | 皮肤症状记录 | 皮肤症状记录 |
| 三餐食物记录 | 三餐食物记录 | 三餐食物记录 |
| 锻炼 /min | 锻炼 /min | 锻炼 /min |
| 睡眠 /h | 睡眠 /h | 睡眠 /h |
| 30 | 31 | |
| 皮肤症状记录 | 皮肤症状记录 | |
| 三餐食物记录 | 三餐食物记录 | |
| 锻炼 /min | 锻炼 /min | |
| 睡眠 /h | 睡眠 /h | |

| | 4 | 5 |
|---|---|---|
| 症状记录 | 皮肤症状记录 | 皮肤症状记录 |
| 食物记录 | 三餐食物记录 | 三餐食物记录 |
| /min | 锻炼 /min | 锻炼 /min |
| /h | 睡眠 /h | 睡眠 /h |
| | 10 | 11 |
| 症状记录 | 皮肤症状记录 | 皮肤症状记录 |
| 食物记录 | 三餐食物记录 | 三餐食物记录 |
| /min | 锻炼 /min | 锻炼 /min |
| /h | 睡眠 /h | 睡眠 /h |
| | 16 | 17 |
| 症状记录 | 皮肤症状记录 | 皮肤症状记录 |
| 食物记录 | 三餐食物记录 | 三餐食物记录 |
| /min | 锻炼 /min | 锻炼 /min |
| /h | 睡眠 /h | 睡眠 /h |
| | 22 | 23 |
| 症状记录 | 皮肤症状记录 | 皮肤症状记录 |
| 食物记录 | 三餐食物记录 | 三餐食物记录 |
| /min | 锻炼 /min | 锻炼 /min |
| /h | 睡眠 /h | 睡眠 /h |
| | 28 | 29 |
| 症状记录 | 皮肤症状记录 | 皮肤症状记录 |
| 食物记录 | 三餐食物记录 | 三餐食物记录 |
| /min | 锻炼 /min | 锻炼 /min |
| /h | 睡眠 /h | 睡眠 /h |

用药备注(请记录用药后的反应,有无不适,
有无想要咨询医师或药师的问题等)

## 医疗相关指标变化记录表　　　　　　　___年___月

| 示例： | 1 | 2 |
|---|---|---|
| 皮肤症状记录 | 皮肤症状记录 | 皮肤症状记录 |
| 三餐食物记录 | 三餐食物记录 | 三餐食物记录 |
| 锻炼 /min　　　　40 | 锻炼 /min | 锻炼 /min |
| 睡眠 /h　　　　8 | 睡眠 /h | 睡眠 /h |
| **6** | **7** | **8** |
| 皮肤症状记录 | 皮肤症状记录 | 皮肤症状记录 |
| 三餐食物记录 | 三餐食物记录 | 三餐食物记录 |
| 锻炼 /min | 锻炼 /min | 锻炼 /min |
| 睡眠 /h | 睡眠 /h | 睡眠 /h |
| **12** | **13** | **14** |
| 皮肤症状记录 | 皮肤症状记录 | 皮肤症状记录 |
| 三餐食物记录 | 三餐食物记录 | 三餐食物记录 |
| 锻炼 /min | 锻炼 /min | 锻炼 /min |
| 睡眠 /h | 睡眠 /h | 睡眠 /h |
| **18** | **19** | **20** |
| 皮肤症状记录 | 皮肤症状记录 | 皮肤症状记录 |
| 三餐食物记录 | 三餐食物记录 | 三餐食物记录 |
| 锻炼 /min | 锻炼 /min | 锻炼 /min |
| 睡眠 /h | 睡眠 /h | 睡眠 /h |
| **24** | **25** | **26** |
| 皮肤症状记录 | 皮肤症状记录 | 皮肤症状记录 |
| 三餐食物记录 | 三餐食物记录 | 三餐食物记录 |
| 锻炼 /min | 锻炼 /min | 锻炼 /min |
| 睡眠 /h | 睡眠 /h | 睡眠 /h |
| **30** | **31** | |
| 皮肤症状记录 | 皮肤症状记录 | |
| 三餐食物记录 | 三餐食物记录 | |
| 锻炼 /min | 锻炼 /min | |
| 睡眠 /h | 睡眠 /h | |

| | 4 | 5 |
|---|---|---|
| 症状记录 | 皮肤症状记录 | 皮肤症状记录 |
| 食物记录 | 三餐食物记录 | 三餐食物记录 |
| /min | 锻炼 /min | 锻炼 /min |
| /h | 睡眠 /h | 睡眠 /h |
| | 10 | 11 |
| 症状记录 | 皮肤症状记录 | 皮肤症状记录 |
| 食物记录 | 三餐食物记录 | 三餐食物记录 |
| /min | 锻炼 /min | 锻炼 /min |
| /h | 睡眠 /h | 睡眠 /h |
| | 16 | 17 |
| 症状记录 | 皮肤症状记录 | 皮肤症状记录 |
| 食物记录 | 三餐食物记录 | 三餐食物记录 |
| /min | 锻炼 /min | 锻炼 /min |
| /h | 睡眠 /h | 睡眠 /h |
| | 22 | 23 |
| 症状记录 | 皮肤症状记录 | 皮肤症状记录 |
| 食物记录 | 三餐食物记录 | 三餐食物记录 |
| /min | 锻炼 /min | 锻炼 /min |
| /h | 睡眠 /h | 睡眠 /h |
| | 28 | 29 |
| 症状记录 | 皮肤症状记录 | 皮肤症状记录 |
| 食物记录 | 三餐食物记录 | 三餐食物记录 |
| /min | 锻炼 /min | 锻炼 /min |
| /h | 睡眠 /h | 睡眠 /h |

用药备注(请记录用药后的反应,有无不适,有无想要咨询医师或药师的问题等)

## 医疗相关指标变化记录表 ___年___月

| 示例： | 1 | 2 |
|---|---|---|
| 皮肤症状记录 | 皮肤症状记录 | 皮肤症状记录 |
| 三餐食物记录 | 三餐食物记录 | 三餐食物记录 |
| 锻炼 /min　　40 | 锻炼 /min | 锻炼 /min |
| 睡眠 /h　　　8 | 睡眠 /h | 睡眠 /h |
| **6** | **7** | **8** |
| 皮肤症状记录 | 皮肤症状记录 | 皮肤症状记录 |
| 三餐食物记录 | 三餐食物记录 | 三餐食物记录 |
| 锻炼 /min | 锻炼 /min | 锻炼 /min |
| 睡眠 /h | 睡眠 /h | 睡眠 /h |
| **12** | **13** | **14** |
| 皮肤症状记录 | 皮肤症状记录 | 皮肤症状记录 |
| 三餐食物记录 | 三餐食物记录 | 三餐食物记录 |
| 锻炼 /min | 锻炼 /min | 锻炼 /min |
| 睡眠 /h | 睡眠 /h | 睡眠 /h |
| **18** | **19** | **20** |
| 皮肤症状记录 | 皮肤症状记录 | 皮肤症状记录 |
| 三餐食物记录 | 三餐食物记录 | 三餐食物记录 |
| 锻炼 /min | 锻炼 /min | 锻炼 /min |
| 睡眠 /h | 睡眠 /h | 睡眠 /h |
| **24** | **25** | **26** |
| 皮肤症状记录 | 皮肤症状记录 | 皮肤症状记录 |
| 三餐食物记录 | 三餐食物记录 | 三餐食物记录 |
| 锻炼 /min | 锻炼 /min | 锻炼 /min |
| 睡眠 /h | 睡眠 /h | 睡眠 /h |
| **30** | **31** | |
| 皮肤症状记录 | 皮肤症状记录 | |
| 三餐食物记录 | 三餐食物记录 | |
| 锻炼 /min | 锻炼 /min | |
| 睡眠 /h | 睡眠 /h | |

| | 4 | 5 |
|---|---|---|
| 症状记录 | 皮肤症状记录 | 皮肤症状记录 |
| 食物记录 | 三餐食物记录 | 三餐食物记录 |
| /min | 锻炼 /min | 锻炼 /min |
| /h | 睡眠 /h | 睡眠 /h |
| | 10 | 11 |
| 症状记录 | 皮肤症状记录 | 皮肤症状记录 |
| 食物记录 | 三餐食物记录 | 三餐食物记录 |
| /min | 锻炼 /min | 锻炼 /min |
| /h | 睡眠 /h | 睡眠 /h |
| | 16 | 17 |
| 症状记录 | 皮肤症状记录 | 皮肤症状记录 |
| 食物记录 | 三餐食物记录 | 三餐食物记录 |
| /min | 锻炼 /min | 锻炼 /min |
| /h | 睡眠 /h | 睡眠 /h |
| | 22 | 23 |
| 症状记录 | 皮肤症状记录 | 皮肤症状记录 |
| 食物记录 | 三餐食物记录 | 三餐食物记录 |
| /min | 锻炼 /min | 锻炼 /min |
| /h | 睡眠 /h | 睡眠 /h |
| | 28 | 29 |
| 症状记录 | 皮肤症状记录 | 皮肤症状记录 |
| 食物记录 | 三餐食物记录 | 三餐食物记录 |
| /min | 锻炼 /min | 锻炼 /min |
| /h | 睡眠 /h | 睡眠 /h |

用药备注（请记录用药后的反应，有无不适，有无想要咨询医师或药师的问题等）

# 医疗相关指标变化记录表  ___年___月

| 示例: | 1 | 2 |
|---|---|---|
| 皮肤症状记录 | 皮肤症状记录 | 皮肤症状记录 |
| 三餐食物记录 | 三餐食物记录 | 三餐食物记录 |
| 锻炼 /min　　40 | 锻炼 /min | 锻炼 /min |
| 睡眠 /h　　8 | 睡眠 /h | 睡眠 /h |
| **6** | **7** | **8** |
| 皮肤症状记录 | 皮肤症状记录 | 皮肤症状记录 |
| 三餐食物记录 | 三餐食物记录 | 三餐食物记录 |
| 锻炼 /min | 锻炼 /min | 锻炼 /min |
| 睡眠 /h | 睡眠 /h | 睡眠 /h |
| **12** | **13** | **14** |
| 皮肤症状记录 | 皮肤症状记录 | 皮肤症状记录 |
| 三餐食物记录 | 三餐食物记录 | 三餐食物记录 |
| 锻炼 /min | 锻炼 /min | 锻炼 /min |
| 睡眠 /h | 睡眠 /h | 睡眠 /h |
| **18** | **19** | **20** |
| 皮肤症状记录 | 皮肤症状记录 | 皮肤症状记录 |
| 三餐食物记录 | 三餐食物记录 | 三餐食物记录 |
| 锻炼 /min | 锻炼 /min | 锻炼 /min |
| 睡眠 /h | 睡眠 /h | 睡眠 /h |
| **24** | **25** | **26** |
| 皮肤症状记录 | 皮肤症状记录 | 皮肤症状记录 |
| 三餐食物记录 | 三餐食物记录 | 三餐食物记录 |
| 锻炼 /min | 锻炼 /min | 锻炼 /min |
| 睡眠 /h | 睡眠 /h | 睡眠 /h |
| **30** | **31** | |
| 皮肤症状记录 | 皮肤症状记录 | |
| 三餐食物记录 | 三餐食物记录 | |
| 锻炼 /min | 锻炼 /min | |
| 睡眠 /h | 睡眠 /h | |

| | 4 | 5 |
|---|---|---|
| 症状记录 | 皮肤症状记录 | 皮肤症状记录 |
| 食物记录 | 三餐食物记录 | 三餐食物记录 |
| /min | 锻炼 /min | 锻炼 /min |
| /h | 睡眠 /h | 睡眠 /h |
| | 10 | 11 |
| 症状记录 | 皮肤症状记录 | 皮肤症状记录 |
| 食物记录 | 三餐食物记录 | 三餐食物记录 |
| /min | 锻炼 /min | 锻炼 /min |
| /h | 睡眠 /h | 睡眠 /h |
| | 16 | 17 |
| 症状记录 | 皮肤症状记录 | 皮肤症状记录 |
| 食物记录 | 三餐食物记录 | 三餐食物记录 |
| /min | 锻炼 /min | 锻炼 /min |
| /h | 睡眠 /h | 睡眠 /h |
| | 22 | 23 |
| 症状记录 | 皮肤症状记录 | 皮肤症状记录 |
| 食物记录 | 三餐食物记录 | 三餐食物记录 |
| /min | 锻炼 /min | 锻炼 /min |
| /h | 睡眠 /h | 睡眠 /h |
| | 28 | 29 |
| 症状记录 | 皮肤症状记录 | 皮肤症状记录 |
| 食物记录 | 三餐食物记录 | 三餐食物记录 |
| /min | 锻炼 /min | 锻炼 /min |
| /h | 睡眠 /h | 睡眠 /h |

用药备注（请记录用药后的反应，有无不适，有无想要咨询医师或药师的问题等）

## 医疗相关指标变化记录表 ___年___月

| 示例： | 1 | 2 |
|---|---|---|
| 皮肤症状记录 | 皮肤症状记录 | 皮肤症状记录 |
| 三餐食物记录 | 三餐食物记录 | 三餐食物记录 |
| 锻炼 /min　　40 | 锻炼 /min | 锻炼 /min |
| 睡眠 /h　　8 | 睡眠 /h | 睡眠 /h |
| **6** | **7** | **8** |
| 皮肤症状记录 | 皮肤症状记录 | 皮肤症状记录 |
| 三餐食物记录 | 三餐食物记录 | 三餐食物记录 |
| 锻炼 /min | 锻炼 /min | 锻炼 /min |
| 睡眠 /h | 睡眠 /h | 睡眠 /h |
| **12** | **13** | **14** |
| 皮肤症状记录 | 皮肤症状记录 | 皮肤症状记录 |
| 三餐食物记录 | 三餐食物记录 | 三餐食物记录 |
| 锻炼 /min | 锻炼 /min | 锻炼 /min |
| 睡眠 /h | 睡眠 /h | 睡眠 /h |
| **18** | **19** | **20** |
| 皮肤症状记录 | 皮肤症状记录 | 皮肤症状记录 |
| 三餐食物记录 | 三餐食物记录 | 三餐食物记录 |
| 锻炼 /min | 锻炼 /min | 锻炼 /min |
| 睡眠 /h | 睡眠 /h | 睡眠 /h |
| **24** | **25** | **26** |
| 皮肤症状记录 | 皮肤症状记录 | 皮肤症状记录 |
| 三餐食物记录 | 三餐食物记录 | 三餐食物记录 |
| 锻炼 /min | 锻炼 /min | 锻炼 /min |
| 睡眠 /h | 睡眠 /h | 睡眠 /h |
| **30** | **31** | |
| 皮肤症状记录 | 皮肤症状记录 | |
| 三餐食物记录 | 三餐食物记录 | |
| 锻炼 /min | 锻炼 /min | |
| 睡眠 /h | 睡眠 /h | |

| | 4 | 5 |
|---|---|---|
| 症状记录 | 皮肤症状记录 | 皮肤症状记录 |
| 食物记录 | 三餐食物记录 | 三餐食物记录 |
| /min | 锻炼 /min | 锻炼 /min |
| /h | 睡眠 /h | 睡眠 /h |
| | 10 | 11 |
| 症状记录 | 皮肤症状记录 | 皮肤症状记录 |
| 食物记录 | 三餐食物记录 | 三餐食物记录 |
| /min | 锻炼 /min | 锻炼 /min |
| /h | 睡眠 /h | 睡眠 /h |
| | 16 | 17 |
| 症状记录 | 皮肤症状记录 | 皮肤症状记录 |
| 食物记录 | 三餐食物记录 | 三餐食物记录 |
| /min | 锻炼 /min | 锻炼 /min |
| /h | 睡眠 /h | 睡眠 /h |
| | 22 | 23 |
| 症状记录 | 皮肤症状记录 | 皮肤症状记录 |
| 食物记录 | 三餐食物记录 | 三餐食物记录 |
| /min | 锻炼 /min | 锻炼 /min |
| /h | 睡眠 /h | 睡眠 /h |
| | 28 | 29 |
| 症状记录 | 皮肤症状记录 | 皮肤症状记录 |
| 食物记录 | 三餐食物记录 | 三餐食物记录 |
| /min | 锻炼 /min | 锻炼 /min |
| /h | 睡眠 /h | 睡眠 /h |

用药备注(请记录用药后的反应,有无不适,有无想要咨询医师或药师的问题等)

# 医疗相关指标变化记录表        ___年___月

| 示例： | 1 | 2 |
|---|---|---|
| 皮肤症状记录 | 皮肤症状记录 | 皮肤症状记录 |
| 三餐食物记录 | 三餐食物记录 | 三餐食物记录 |
| 锻炼 /min     40 | 锻炼 /min | 锻炼 /min |
| 睡眠 /h     8 | 睡眠 /h | 睡眠 /h |
| **6** | **7** | **8** |
| 皮肤症状记录 | 皮肤症状记录 | 皮肤症状记录 |
| 三餐食物记录 | 三餐食物记录 | 三餐食物记录 |
| 锻炼 /min | 锻炼 /min | 锻炼 /min |
| 睡眠 /h | 睡眠 /h | 睡眠 /h |
| **12** | **13** | **14** |
| 皮肤症状记录 | 皮肤症状记录 | 皮肤症状记录 |
| 三餐食物记录 | 三餐食物记录 | 三餐食物记录 |
| 锻炼 /min | 锻炼 /min | 锻炼 /min |
| 睡眠 /h | 睡眠 /h | 睡眠 /h |
| **18** | **19** | **20** |
| 皮肤症状记录 | 皮肤症状记录 | 皮肤症状记录 |
| 三餐食物记录 | 三餐食物记录 | 三餐食物记录 |
| 锻炼 /min | 锻炼 /min | 锻炼 /min |
| 睡眠 /h | 睡眠 /h | 睡眠 /h |
| **24** | **25** | **26** |
| 皮肤症状记录 | 皮肤症状记录 | 皮肤症状记录 |
| 三餐食物记录 | 三餐食物记录 | 三餐食物记录 |
| 锻炼 /min | 锻炼 /min | 锻炼 /min |
| 睡眠 /h | 睡眠 /h | 睡眠 /h |
| **30** | **31** | |
| 皮肤症状记录 | 皮肤症状记录 | |
| 三餐食物记录 | 三餐食物记录 | |
| 锻炼 /min | 锻炼 /min | |
| 睡眠 /h | 睡眠 /h | |

| | 4 | 5 |
|---|---|---|
| 症状记录 | 皮肤症状记录 | 皮肤症状记录 |
| 食物记录 | 三餐食物记录 | 三餐食物记录 |
| /min | 锻炼 /min | 锻炼 /min |
| /h | 睡眠 /h | 睡眠 /h |
| | 10 | 11 |
| 症状记录 | 皮肤症状记录 | 皮肤症状记录 |
| 食物记录 | 三餐食物记录 | 三餐食物记录 |
| /min | 锻炼 /min | 锻炼 /min |
| /h | 睡眠 /h | 睡眠 /h |
| | 16 | 17 |
| 症状记录 | 皮肤症状记录 | 皮肤症状记录 |
| 食物记录 | 三餐食物记录 | 三餐食物记录 |
| /min | 锻炼 /min | 锻炼 /min |
| /h | 睡眠 /h | 睡眠 /h |
| | 22 | 23 |
| 症状记录 | 皮肤症状记录 | 皮肤症状记录 |
| 食物记录 | 三餐食物记录 | 三餐食物记录 |
| /min | 锻炼 /min | 锻炼 /min |
| /h | 睡眠 /h | 睡眠 /h |
| | 28 | 29 |
| 症状记录 | 皮肤症状记录 | 皮肤症状记录 |
| 食物记录 | 三餐食物记录 | 三餐食物记录 |
| /min | 锻炼 /min | 锻炼 /min |
| /h | 睡眠 /h | 睡眠 /h |

用药备注(请记录用药后的反应,有无不适,有无想要咨询医师或药师的问题等)

贴处方处：